【健身气功新功法丛书】

健身气功·八段锦

国家体育总局健身气功管理中心 编

人民体育出版社

健身气功新功法丛书
编 委 会

主　任：黄　鹰（国家体育总局健身气功管理中心主任）
副主任：王国琪（国家体育总局健身气功管理中心副主任）
　　　　邹积军（国家体育总局健身气功管理中心副主任）
编　委：周荔裳（国家体育总局健身气功管理中心特约
　　　　　　　　研究员、人民体育出版社编审）
　　　　黄　伟（国家体育总局健身气功管理中心活动
　　　　　　　　培训部主任）
　　　　丁　东（国家体育总局健身气功管理中心理论
　　　　　　　　宣传部主任）
　　　　石爱桥（武汉体育学院副教授）
　　　　虞定海（上海体育学院教授）
　　　　涂人顺（中国中医研究院西苑医院主治医师）
　　　　杨柏龙（北京体育大学副教授）

参与本书编写人员

杨柏龙、刘玉萍、王安利、周小青、黄铁军、曾云贵

内容简介

"健身气功·八段锦"是国家体育总局健身气功管理中心组织编创的健身气功新功法之一,由北京体育大学承担研究任务。本书简要介绍了"健身气功·八段锦"的源流、特点和习练要领,对功法的每一个动作都进行了分解说明,并附有动作要点、易犯错误、纠正方法和功理作用,以利于习练者参考对照,不断提高,起到祛病强身、延年益寿的作用。本书可供健身气功辅导人员及广大健身气功爱好者学习使用。

总　序

　　党的十六大明确提出了全面建设小康社会的宏伟目标。小康社会不仅体现在经济发展的指数上，更体现在人们的生活水平、生活质量的提高上。因此，大力构建全民健身体系，积极开展全民健身运动，不断提高全民健康水平，是全面实现小康社会的重要课题。

　　健身气功是以自身形体活动、呼吸吐纳、心理调节相结合为主要运动形式的民族传统体育项目。气功源远流长，汉代《尚书》里就有习练"宣导郁淤""通利关节"的"大舞"或"消肿舞"治病的记载。在湖南长沙马王堆出土的西汉文物中也有多处关于气功的描述。新中国成立后，在党和政府的关心、支持下，气功得到了继承和发展。近年来，在气功发展过程中出现了一些人借机宣扬愚昧迷信和唯心主义，甚至危害社会政治稳定的情况，对此必须引起高度重视，旗帜鲜明地加以反对。同时我们也应看到，气功以其简单易学、动作舒缓、对场地和器材要求不高、健身效果良好等特点，仍然深受广大群众特别是中老年群众喜爱，在推动全民健身运动、满足多元化体育健身需求方面发挥着积极的作用。

　　新世纪初，如何使健身气功这一中华民族优秀文化传统不断发扬光大、更好地为广大群众强身健体服务，是摆在体育工作者面前一项重大而现实的课题。江泽民同志在庆祝中国共产党成立八十周年大会的讲话中指出："我国几千年历史留下了丰富的文化遗产，我们应该取其精华，去其糟粕，结合时代精神加以继承和发展，做到古为今用。"正是基于此，在国家体育总局的领导下，按照"讲科学，倡主流，抓管理"的工作总体思路，在广泛调研的基础上，健身气功管理中心决定从挖掘整理优秀传统养生健身功法入手，编创健身气功新功法，积极引导群众开展健康文明的健身气功活动，满足广大群众日益增长的体育健身需求。

　　编创健身气功新功法工作严格按照科研课题管理办法进行，国家体育总局科教司将其列入总局管理科研课题，群体司使用体育彩票公益金予以资助。为高质量地完成编创任务，国家体育总局健身气功管理中心向全国 20 所具有气功教学和科研实力的体育、中医院校和科研单位公开招标；并本着"公开、公平、公正"的原则，举行了竞标会。经过激烈角逐和严格评审，武汉体育学院、上海体育学院、中国中医研究院西苑医院、北京体育大学等单位申请的历史悠久、深受广大群众欢迎且具有品牌效应的易筋经、五禽戏、六字诀和八段锦 4 个功法的研究课题中标。

为做好编创工作，各子课题组进行了数百万字的文献检索考证和广泛的交流研讨，还先后在北京、上海、湖北武当山等地举办了传统功法观摩研讨会。在反复比较、认真吸收传统功法不同流派优点的基础上，对功法基本动作进行了编排，并结合时代精神有新的发展、新的突破。

为检验新功法的科学性和群众接受程度，在健身气功管理中心的统一协调和有关体育行政部门、街道社区的积极支持下，各子课题组分别在北京、上海、河南、黑龙江、江苏等地进行了为期数月的新功法试验。同时开展了科研测试和问卷调查，采集数据数万个，取得了一些有价值的成果。虽然新功法试验的时间很短，但得到了广大群众的热烈响应和积极参与，其强身健体的效果已初步显现。

在"编创健身气功新功法科研课题"结题评审会

上，新功法受到了广泛好评。专家学者认为，健身气功新功法具有四个方面的显著特点：一是既吸收了传统功法的精髓，又体现了时代特色，是对中华民族传统文化的继承和发扬；二是博采众长，凝聚了各方面专家学者、各级体育行政部门、相关功法各流派和参加试验群众的辛劳和汗水，是集体智慧的结晶；三是坚持以中西医、体育以及相关现代科学理论为基础，进行了严肃的科学试验，具有较为明显的健身、养生效果；四是动作简单易学，形态优美，群众认可度高。

编创健身气功新功法工作已经有了一个良好的开端。国家体育总局健身气功管理中心将在反复试验的基础上不断修改完善新功法，使之真正为广大群众所接受，所欢迎，真正成为推广普及健身气功的标志性项目，在满足群众多元化体育需求、提高全民健康水平方面作出新的更大贡献。

目 录

前　言 …………………………………（ 1 ）
第一章　"健身气功·八段锦"功法源流 ··（ 1 ）
第二章　"健身气功·八段锦"功法特点 ··（ 9 ）
　一、柔和缓慢，圆活连贯 ………………（ 11 ）
　二、松紧结合，动静相兼 ………………（ 12 ）
　三、神与形合，气寓其中 ………………（ 13 ）
第三章　"健身气功·八段锦"习练要领 ···（ 15 ）
　一、松静自然 ……………………………（ 17 ）
　二、准确灵活 ……………………………（ 18 ）
　三、练养相兼 ……………………………（ 18 ）
　四、循序渐进 ……………………………（ 19 ）
第四章　"健身气功·八段锦"动作说明 ···（ 21 ）
　第一节　手型、步型 ……………………（ 23 ）
　　一、基本手型 …………………………（ 23 ）

二、基本步型…………………………（25）
第二节　动作图解…………………………（26）
　　预备势 …………………………………（26）
　　第一式　两手托天理三焦……………（28）
　　第二式　左右开弓似射雕……………（31）
　　第三式　调理脾胃须单举……………（36）
　　第四式　五劳七伤往后瞧……………（40）
　　第五式　摇头摆尾去心火……………（44）
　　第六式　两手攀足固肾腰……………（51）
　　第七式　攒拳怒目增气力……………（55）
　　第八式　背后七颠百病消……………（60）
　　收　势 …………………………………（62）
参考文献 ……………………………………（64）
附录　穴位示意图…………………………（69）
后　记 ………………………………………（74）

前　言

八段锦，从宋代流传至今已有上千年的历史。其动作简单易行，健身效果明显，是中华养生文化中的瑰宝，深受人民群众的喜爱。

为更好地体现"取其精华，去其糟粕"的精神，推动健身气功在新世纪的新发展，北京体育大学参与了国家体育总局科研课题"编创健身气功新功法"的竞标，并具体承担了"健身气功·八段锦"子课题的研究任务。课题组遵从气功锻炼固有规律，重视"意""气""形"的综合锻炼和体现"天人合一"的思想内涵，结合与时俱进的时代精神，确立了编创新功法的基本思路。首先，进行了大量文献、史料的考证与检索以及功法的挖掘整理工作，先后收集了从南宋至今的立势八段锦64个版本。在此基础上，根据编创原则完成了"健身气功·八段锦"的雏形。为集思广益，课题组专门召开了传统八段锦观摩研讨会。会上，不同流派、风格各异的传统八段锦代表分别进行了交流演示，有关专家学者作了精彩的专题发言，提出了中肯的意见。随后，课题组对初编的八段锦进行了认真修改，在北京体育大学内部开展了小范围教学试验，重点对习练时间、强度是否合理进行检测，并进一步征求专家和总课题组的意见。中期汇报会后，课题组又根据专家学者的意见，结合试验情况，对新编创的八段锦从呼吸的运用、节奏的处理和个别动作的习练强度等方面作了调整，进一步突出新功法的健身特点，使之更加安全有效，适合于全民健身运动。

"健身气功·八段锦"的运动强度和动作编排次序符合运动学和生理学规律，属有氧运动，安全可靠。整套功法共8个动作，增加了预备势和收势，使套路更加完整规范，符合人体运动规律，便于群众掌握习练。

为进一步检验"健身气功·八段锦"的效果，课题组在黑龙江省哈尔滨市9个健身气功活动点开展了教学试验，200名年龄为45~70岁的中老年群众参加。根据课题组要求，参与试验的群众每天习练新功法1小时，前后共75天。试验结果初步表明，习练"健身气功·八段锦"对中老年人的呼吸系统机能、上下肢力量、平衡能力、关节及神经系统灵活性有明显提高；心血管功能状态和冠状动脉硬化、骨质疏松等疾病初步得到改善；在一定程度上可以提高细胞免疫功能，使机体的抗衰老能力得到增强，对延年益寿有良好作用；在改善心理健康方面，也有良好效果。另外，从问卷调查结果看，绝大多数习练者对"健身气功·八段锦"的练习时间、强度、套路结构、节奏、美观、舒适程度、健康状况的改善等表示满意。

第一章　『健身气功・八段锦』功法源流

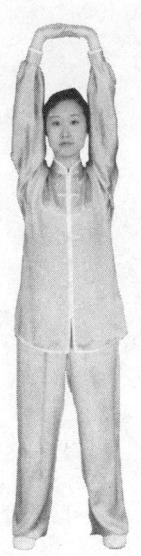

第一章 "健身气功·八段锦"功法源流

八段锦的"八"字，不是单指段、节和八个动作，而是表示其功法有多种要素，相互制约，相互联系，循环运转。正如明朝高濂在其所著《遵生八笺》中"八段锦导引法"所讲："子后午前做，造化合乾坤。循环次第转，八卦是良因。"❶ "锦"字，是由"金""帛"组成，以表示其精美华贵。除此之外，"锦"字还可理解为单个导引术式的汇集，如丝锦那样连绵不断，是一套完整的健身方法。

八段锦之名，最早出现在南宋洪迈所著《夷坚志》中："政和七年，李似矩为起居郎……尝以夜半时起坐，嘘吸按摩，行所谓八段锦者。"❷ 说明八段锦在北宋已流传于世，并有坐势和立势之分。

由于立势八段锦更便于群众习练，流传甚广，"健身气功·八段锦"以立势八段锦为蓝本，进行挖掘整理和编创，因此，本书重点对立势八段锦的源流和有关情况进行分析介绍。

---

❶ 明·高濂：《遵生八笺》，见国家图书馆馆藏本。
❷ 宋·洪迈：《夷坚志》，见国家图书馆馆藏本。

立势八段锦在养生文献上首见于南宋曾慥著《道枢·众妙篇》："仰掌上举以治三焦者也；左肝右肺如射雕焉；东西独托，所以安其脾胃矣；返复而顾，所以理其伤劳矣；大小朝天，所以通其五脏矣；咽津补气，左右挑其手；摆鳝之尾，所以祛心之疾矣；左右手以攀其足，所以治其腰矣。"❶ 但这一时期的八段锦没有定名，其文字也尚未歌诀化。之后，在南宋陈元靓所编《事林广记·修真秘旨》中才定名为"吕真人安乐法"，其文已歌诀化："昂首仰托顺三焦，左肝右肺如射雕；东脾单托兼西胃，五劳回顾七伤调；鳝鱼摆尾通心气，两手搬脚定于腰；大小朝天安五脏，漱津咽纳指双挑。"❷ 明清时期，立势八段锦有了很大发展，并得到了广泛传播。清末《新出保身图说·八段锦》首次以"八段锦"为名，并绘有图像，形成了较完整的动作套路。其歌诀为："两手托天理三焦，左右开弓似射雕；调理脾胃须单举，五劳七伤往后瞧；摇头摆尾去心火，背后七颠百病消；攒拳怒目增气力，两手攀足固肾腰。"❸ 从此，传统八段锦动

---

❶ 宋·曾慥：《道枢·众妙篇》，见国家图书馆馆藏本。
❷ 宋·陈元靓：《事林广记·修真秘旨》，见国家图书馆馆藏本。
❸ 《新出保身图说·八段锦》，见国家图书馆馆藏本。

作被固定下来。

八段锦在流传中出现了许多流派。例如，清朝山阴娄杰述八段锦立功，其歌诀为："手把碧天擎，雕弓左右鸣；鼎凭单臂举，剑向半肩横；擒纵如猿捷，威严似虎狞；更同飞燕急，立马告功成。"❶另外，还有《易筋经外经图说·外壮练力奇验图》（清·佚名）、《八段锦体操图（12式）》等。这类八段锦都出于释门，僧人将其作为健身养生的方法和武术基本功来练习。

总的来看，八段锦被分为南北两派。行功时动作柔和，多采用站式动作的，被称为南派，伪托梁世昌所传；动作多马步，以刚为主的，被称为北派，附会为岳飞所传。从文献和动作上考察，不论是南派还是北派，都同出一源。其中附会的传人无文字可考证。

八段锦究竟为何人、何时所创，尚无定论。但从湖南长沙马王堆三号墓出土的《导引图》可以看到，至少有4幅图势与八段锦图势中的"调理脾胃须单举""双手攀足固肾腰""左右开弓似射雕""背后七颠百病消"相似❷。另外，从南北朝时期陶弘景所辑录的《养性延命录》中也可以看到类似的

---

❶ 清·山阴娄杰：《八段锦坐立功图诀》，见国家图书馆馆藏本。
❷《新出保身图说·八段锦》，见国家图书馆馆藏本。

动作图势[1]。例如，"狼距鸱顾，左右自摇曳"与"五劳七伤往后瞧"动作相似；"顿踵三还"与"背后七颠百病消"动作相似；"左右挽弓势"基本与"左右开弓似射雕"动作相同；"左右单托天势"基本与"调理脾胃须单举"动作相同；"两手前筑势"基本与"攒拳怒目增气力"动作相同。这些都说明,八段锦与《导引图》以及《养性延命录》有一定关系。

新中国成立后，党和政府对民族传统体育项目非常重视。20世纪50年代后期，人民体育出版社先后出版了唐豪、马凤阁等人编著的《八段锦》,后又组织编写小组对传统八段锦进行了挖掘整理。由于政府的重视，习练八段锦的群众逐年增多。到20世纪70年代末80年代初，八段锦作为民族传统体育项目开始进入我国大专院校课程。这些都极大地促进了八段锦理论的发展，丰富了八段锦的内涵。

通过对大量文献史料的查阅、考证，有以下基本认识：

1. 传统八段锦流传年代应早于宋代，在明清时期有了较大发展。

---

[1] 南北朝·陶弘景：《养性延命录》。

2. 传统八段锦创编人尚无定论，可以说八段锦是历代养生家和习练者共同创造的知识财富。

3. 清末以前的八段锦主要是一种以肢体运动为主的导引术。

4. 八段锦无论是南派、北派或是文武不同练法，都同出一源，在流传中相互渗透，逐渐趋向一致。

第二章 『健身气功·八段锦』功法特点

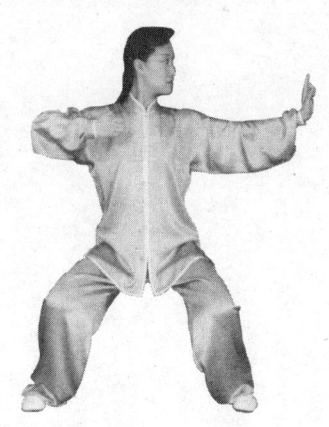

"健身气功·八段锦"的运动强度和动作的编排次序符合运动学和生理学规律，属于有氧运动，安全可靠。整套功法增加了预备势和收势，使套路更加完整规范。功法动作特点主要体现在以下几个方面。

一、柔和缓慢，圆活连贯

柔和，是指习练时动作不僵不拘，轻松自如，舒展大方。缓慢，是指习练时身体重心平稳，虚实分明，轻飘徐缓。圆活，是指动作路线带有弧形，不起棱角，不直来直往，符合人体各关节自然弯曲的状态。它是以腰脊为轴带动四肢运动，上下相随，节节贯穿。连贯，是要求动作的虚实变化和姿势的转换衔接，无停顿断续之处。既像行云流水连绵不断，又如春蚕吐丝相连无间，使人神清气爽，体态安详，从而达到疏通经络、畅通气血和强身健体的效果。

二、松紧结合，动静相兼

松，是指习练时肌肉、关节以及中枢神经系统、内脏器官的放松。在意识的主动支配下，逐步达到呼吸柔和、心静体松，同时松而不懈，保持正确的姿态，并将这种放松程度不断加深。紧，是指习练中适当用力，且缓慢进行，主要体现在前一动作的结束与下一动作的开始之前。"健身气功·八段锦"中的"双手托天理三焦"的上托、"左右弯弓似射雕"的马步拉弓、"调理脾胃须单举"的上举、"五劳七伤往后瞧"的转头旋臂、"攒拳怒目增气力"的冲拳与抓握、"背后七颠百病消"的脚趾抓地与提肛等，都体现了这一点。紧，在动作中只在一瞬间，而放松须贯穿动作的始终。松紧配合得适度，有助于平衡阴阳、疏通经络、分解粘滞、滑利关节、活血化淤、强筋壮骨、增强体质。

本功法中的动与静主要是指身体动作的外在表现。动，就是在意念的引导下，动作轻灵活泼、节节贯穿、舒适自然。静，是指在动作的节分处做到沉稳，特别是在前面所讲八个动作的缓慢用力之处，在外观上看略有停顿之感，但内劲没有停，肌肉继续用力，保持牵引抻拉。适当的用力和延长作用时间，能够使相应的部位受到一定的强度刺激，有助于提高锻炼效果。

三、神与形合，气寓其中

神，是指人体的精神状态和正常的意识活动，以及在意识支配下的形体表现。"神为形之主，形乃神之宅"。神与形是相互联系、相互促进的整体。本功法每势动作以及动作之间充满了对称与和谐，体现出内实精神、外示安逸，虚实相生、刚柔相济，做到了意动形随、神形兼备。

气寓其中，是指通过精神的修养和形体的锻炼，促进真气在体内的运行，以达到强身健体的功效。习练本功法时，呼吸应顺畅，不可强吸硬呼。

第三章 『健身气功·八段锦』习练要领

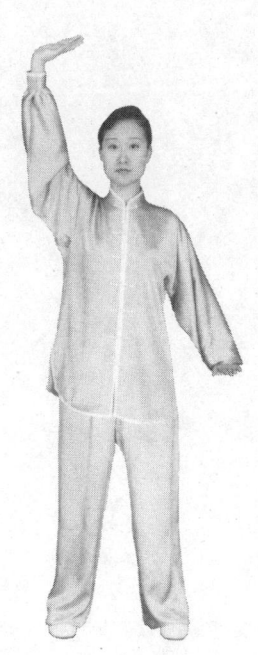

一、松静自然

松静自然，是练功的基本要领，也是最根本的法则。松，是指精神与形体两方面的放松。精神的放松，主要是解除心理和生理上的紧张状态；形体上的放松，是指关节、肌肉及脏腑的放松。放松是由内到外、由浅到深的锻炼过程，使形体、呼吸、意念轻松舒适无紧张之感。静，是指思想和情绪要平稳安宁，排除一切杂念。放松与入静是相辅相成的，入静可以促进放松，而放松又有助于入静，二者缺一不可。

自然，是指形体、呼吸、意念都要顺其自然。具体来说，形体自然，要合于法，一动一势要准确规范；呼吸自然，要莫忘莫助，不能强吸硬呼；意念自然，要"似守非守，绵绵若存"，过于用意会造成气滞血淤，导致精神紧张。需要指出的是，这里的"自然"决不能理解为"听其自然""任其自然"，而是指"道法自然"，需要习练者在练功过程中仔细体会，逐步把握。

二、准确灵活

准确，主要是指练功时的姿势与方法要正确，合乎规格。在学习初始阶段，基本身形的锻炼最为重要。本功法的基本身形，通过功法的预备势进行站桩锻炼即可，站桩的时间和强度可根据不同人群的不同健康状况灵活掌握。在锻炼身形时，要认真体会身体各部位的要求和要领，克服关节肌肉的酸痛等不良反应，为放松入静创造良好条件，为学习掌握动作打好基础。在学习各式动作时，要对动作的路线、方位、角度、虚实、松紧分辨清楚，做到姿势工整，方法准确。

灵活，是指习练时对动作幅度的大小、姿势的高低、用力的大小、习练的数量、意念的运用、呼吸的调整等，都要根据自身情况灵活掌握，特别是对老年人群和体弱者，更要注意。

三、练养相兼

练，是指形体运动、呼吸调整与心理调节有机结合的锻炼过程。养，是通过上述练习，身体出现的轻松舒适、呼吸柔和、意守绵绵的静养状态。习练本功法，在求动作姿势工整、方法准确的同时，要根据自己的身体情况，调整好姿势的高低和用力的大小，对有难度的动作，一时做不好的，可逐步完成。对于呼吸的调节，可在学习动作期间采取自然呼吸，待动作熟练后再结合动作的升降、开合与自己的呼吸频率有意识地进行锻炼，最后达到"不调而自调"的效果。对于意念的把握，在初学阶段重点应放在注意动作的规格和要点上，动作熟练后要遵循似守非守，绵绵若存的原则进行练习。

练与养，是相互并存的，不可截然分开，应做到"练中有养""养中有练"。特别要合理安排练习的时间、数量，把握好强度，处理好"意""气""形"三者的关系。从广义上讲，练养相兼与日常生活也有着密切的关系。能做到"饮食有节、起居有常"，保持积极向上的乐观情绪，将有助于提高练功效果，增进身心健康。

四、循序渐进

"健身气功·八段锦"对于初学者来说有一定的学

习难度和运动强度。因此，在初学阶段，习练者首先要克服由于练功而给身体带来的不适，如肌肉关节酸痛、动作僵硬、紧张、手脚配合不协调、顾此失彼等。只有经过一段时间和数量的习练，才会做到姿势逐渐工整，方法逐步准确，动作的连贯性与控制能力得到提高，对动作要领的体会不断加深，对动作细节更加注意，等等。

在初学阶段，本功法要求习练者采取自然呼吸方法。待动作熟练后，逐步对呼吸提出要求，习练者可采用练功时的常用方法——腹式呼吸。在掌握呼吸方法后，开始注意同动作进行配合。这其中也存在适应和锻炼的过程，不可急于求成。最后，逐渐达到动作、呼吸、意念的有机结合。

由于练功者体质状况及对功法的掌握与习练上存在差异，其练功效果不尽相同。良好的练功效果是在科学练功方法的指导下，随着时间和习练数量的积累而逐步达到的。因此，习练者不要"三天打鱼，两天晒网"，应持之以恒，循序渐进，合理安排好运动量。

第四章 「健身气功·八段锦」动作说明

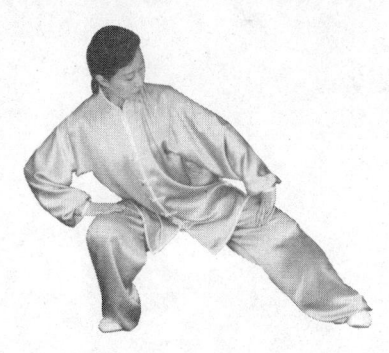

第四章 "健身气功·八段锦"动作说明

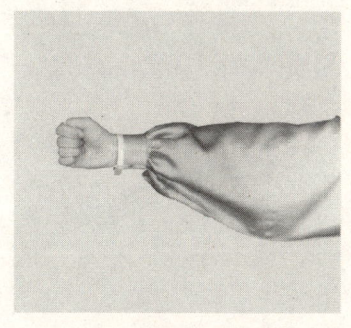
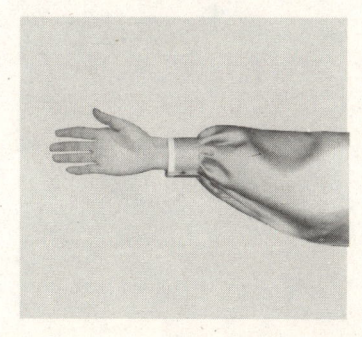

图 1　　　　　　　图 2

第一节　手型、步型

一、基本手型

拳

大拇指抵掐无名指根节内侧，其余四指屈拢收于掌心（即握固，图1）。

掌

掌一：五指微屈，稍分开，掌心微含（图2）。

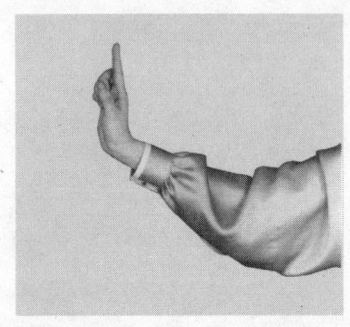 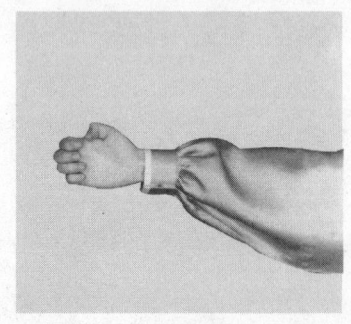

图 3　　　　　　　　图 4

掌二：拇指与食指竖直分开成八字状，其余三指第一、二指节屈收，掌心微含（图3）。

爪

五指并拢，大拇指第一指节，其余四指第一、二指节屈收扣紧，手腕伸直（图4）。

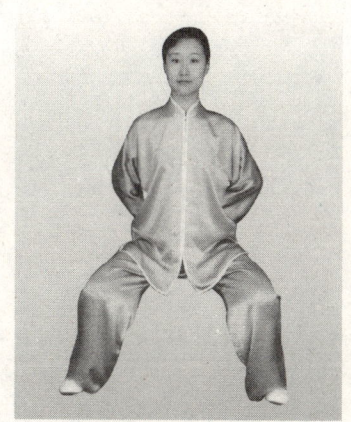

图 5

二、基本步型

马步

开步站立,两脚间距约为本人脚长的 2~3 倍,屈膝半蹲,大腿略高于水平(图5)。

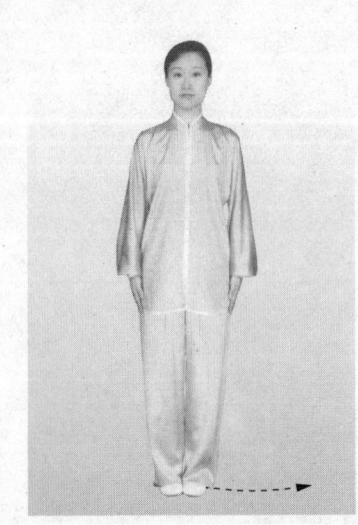 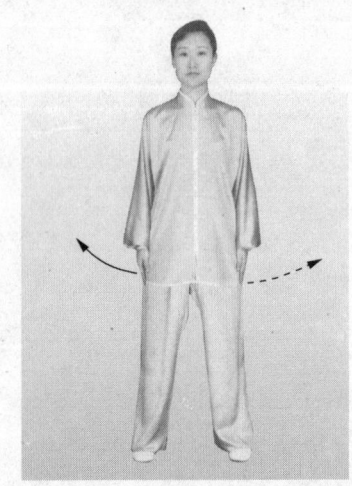

图 6　　　　　　　　图 7

第二节　动作图解

预备势

动作一：两脚并步站立；两臂自然垂于体侧；身体中正，目视前方（图6）。

动作二：随着松腰沉髋，身体重心移至右腿；左脚向左侧开步，脚尖朝前，约与肩同宽；目视前方（图7）。

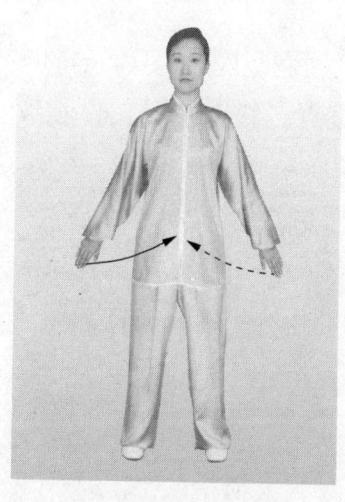 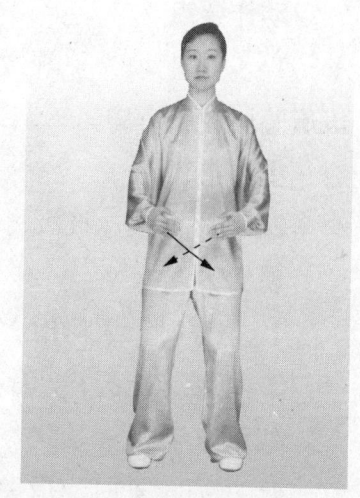

图 8　　　　　　　图 9

动作三：两臂内旋，两掌分别向两侧摆起，约与髋同高，掌心向后；目视前方（图8）。

动作四：上动不停。两腿膝关节稍屈；同时，两臂外旋，向前合抱于腹前呈圆弧形，与脐同高，掌心向内，两掌指间距约10厘米；目视前方（图9）。

动作要点

1. 头向上顶，下颏微收，舌抵上腭，双唇轻闭；沉肩坠肘，腋下虚掩；胸部宽舒，腹部松沉；收髋敛臀，上体中正。

2. 呼吸徐缓，气沉丹田，调息6~9次。

易犯错误

1. 抱球时，大拇指上翘，其余四指斜向地面。

2. 塌腰，跪腿，八字脚。

纠正方法

1. 沉肩，垂肘，指尖相对，大拇指放平。

2. 收髋敛臀，命门穴❶放松；膝关节不超越脚尖，两脚平行站立。

功理与作用

宁静心神，调整呼吸，内安五脏，端正身形，从精神与肢体上做好练功前的准备。

第一式 两手托天理三焦

动作一：接上式。两臂外旋微下落，两掌五指分

---

❶ 命门穴：在第十四椎节下间，位于腰部后正中线上，第二腰椎棘突与第三腰椎棘突之间的凹陷处。

第四章 "健身气功·八段锦"动作说明

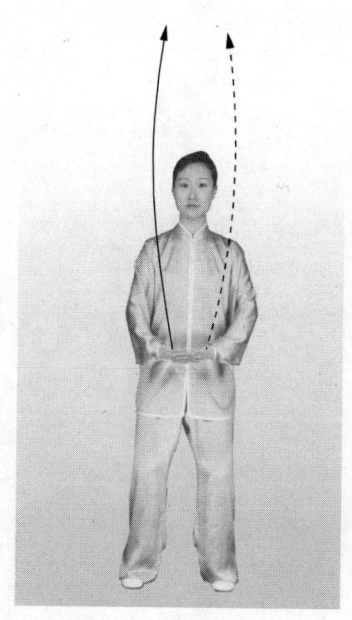

图 10

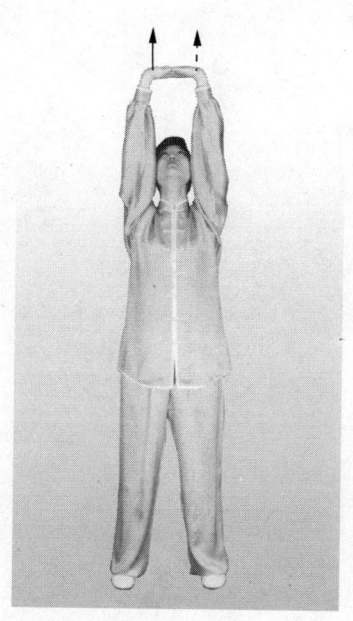

图 11

开在腹前交叉，掌心向上；目视前方（图10）。

动作二：上动不停。两腿徐缓挺膝伸直；同时，两掌上托至胸前，随之两臂内旋向上托起，掌心向上；抬头，目视两掌（图11）。

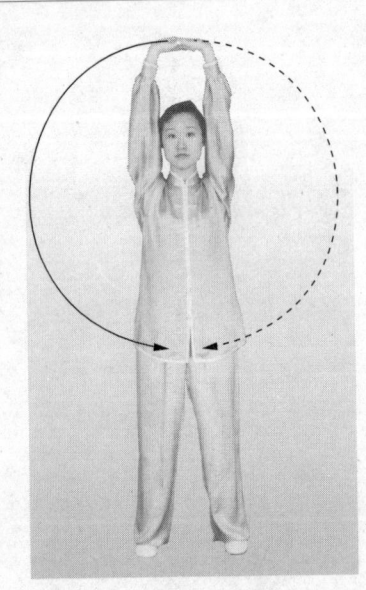 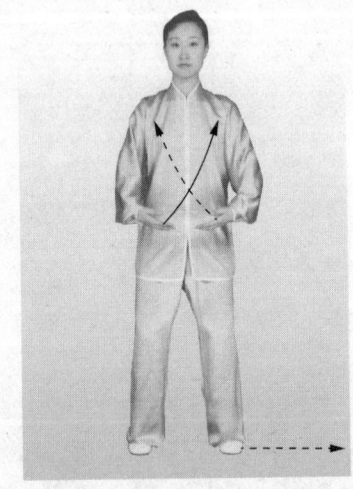

图 12　　　　　　　图 13

动作三：上动不停。两臂继续上托，肘关节伸直；同时，下颏内收，动作略停；目视前方（图12）。

动作四：身体重心缓缓下降；两腿膝关节微屈；同时，十指慢慢分开，两臂分别向身体两侧下落，两掌捧于腹前，掌心向上；目视前方（图13）。

本式托举、下落为一遍，共做六遍。

动作要点

1. 两掌上托要舒胸展体，略有停顿，保持抻拉。

2. 两掌下落，松腰沉髋，沉肩坠肘，松腕舒指，上体中正。

易犯错误

两掌上托时，抬头不够，继续上举时松懈断劲。

纠正方法

两掌上托，舒胸展体缓慢用力，下颏先向上助力，再内收配合两掌上撑，力在掌根。

功理与作用

1. 通过两手交叉上托，缓慢用力，保持抻拉，可使"三焦"❶通畅、气血调和。

2. 通过拉长躯干与上肢各关节周围的肌肉、韧带及关节软组织，对防治肩部疾患、预防颈椎病等具有良好的作用。

第二式　左右开弓似射雕

动作一： 接上式。身体重心右移；左脚向左侧开步站立，两腿膝关节自然伸直；同时，两掌向上交叉

---

❶ 三焦：为六腑之一，主要功能为疏通水道与主持气化。其位置是在胸腹之间，胸膈以上为上焦，脐以上为中焦，脐以下为下焦。

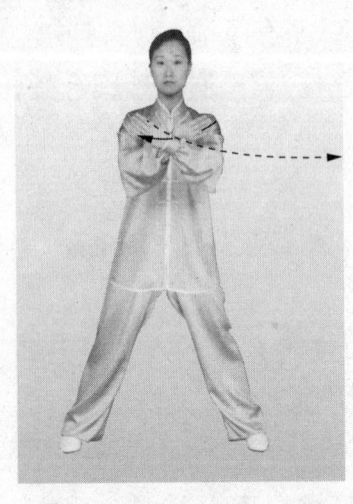 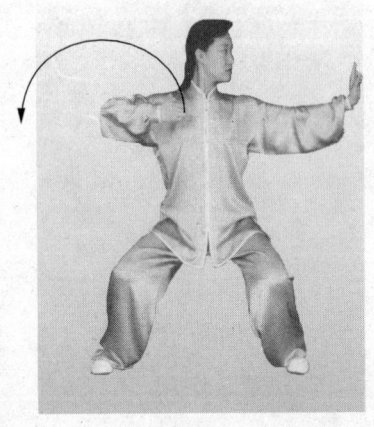

图 14　　　　　　图 15

于胸前，左掌在外，两掌心向内；目视前方（图14）。

动作二： 上动不停。两腿徐缓屈膝半蹲成马步；同时，右掌屈指成"爪"，向右拉至肩前；左掌成八字掌，左臂内旋，向左侧推出，与肩同高，坐腕，掌心向左，犹如拉弓射箭之势；动作略停；目视左掌方向（图15）。

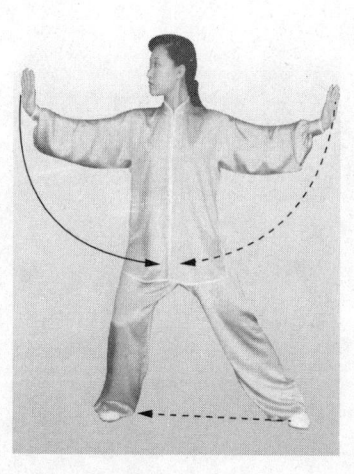 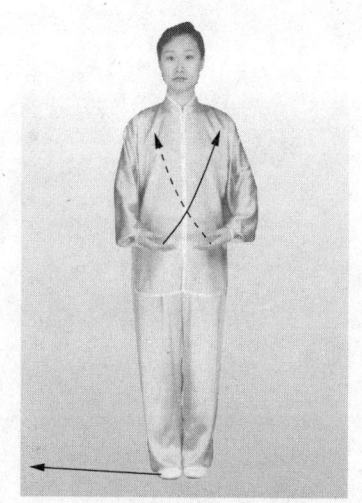

图 16　　　　　　图 17

动作三：身体重心右移；同时，右手五指伸开成掌，向上、向右划弧，与肩同高，指尖朝上，掌心斜向前；左手指伸开成掌，掌心斜向后；目视右掌（图16）。

动作四：上动不停。重心继续右移；左脚回收成并步站立；同时，两掌分别由两侧下落，捧于腹前，指尖相对，掌心向上；目视前方（图17）。

健身气功·八段锦

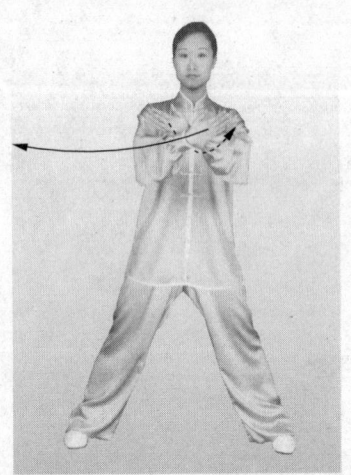

图 18

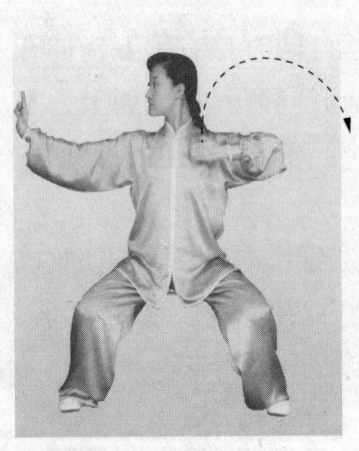

图 19

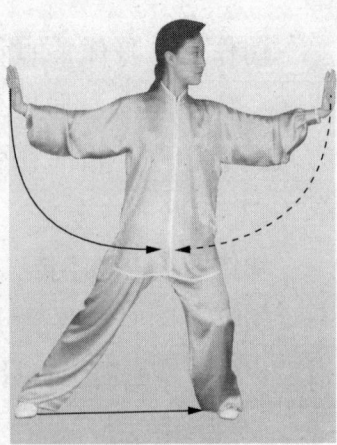

图 20

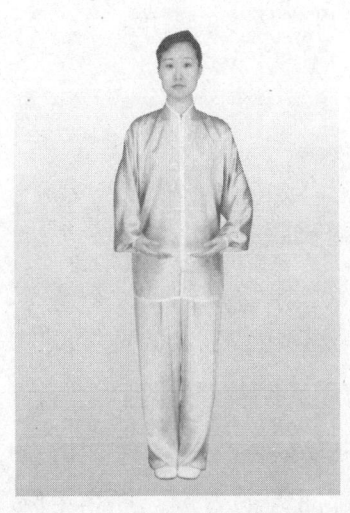 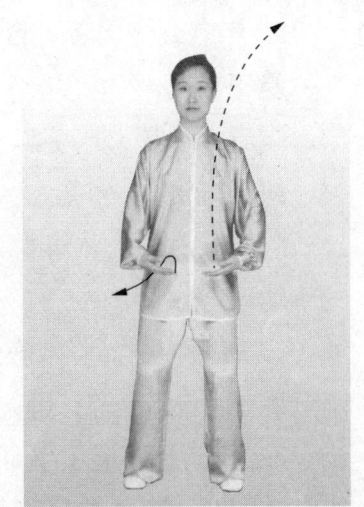

图 21　　　　　　图 22

动作五至动作八：同动作一至动作四，惟左右相反（图18、图19、图20、图21）。

本式一左一右为一遍，共做三遍。

第三遍最后一动时，身体重心继续左移；右脚回收成开步站立，与肩同宽，膝关节微屈；同时，两掌分别由两侧下落，捧于腹前，指尖相对，掌心向上；目视前方（图22）。

动作要点

1. 侧拉之手五指要并拢屈紧，肩臂放平。

2. 八字掌侧撑需沉肩坠肘，屈腕，竖指，掌心涵空。

3. 年老或体弱者可自行调整马步的高度。

易犯错误

端肩，弓腰，八字脚。

纠正方法

沉肩坠肘，上体直立，两脚跟外撑。

功理与作用

1. 展肩扩胸，可刺激督脉❶和背部俞穴❷；同时刺激手三阴三阳经等，可调节手太阴肺经等经脉之气。

2. 可有效发展下肢肌肉力量，提高平衡和协调能力；同时，增加前臂和手部肌肉的力量，提高手腕关节及指关节的灵活性。

3. 有利于矫正不良姿势，如驼背及肩内收，很好地预防肩、颈疾病等。

第三式 调理脾胃须单举

动作一：接上式。两腿徐缓挺膝伸直；同时，

---

❶ 督脉：奇经八脉之一。起于胞中，下出会阴，经尾闾，沿脊柱上行，至项后风池穴进入脑内，沿头部正中线经头顶、前额、鼻至龈交穴止。

❷ 俞穴：即穴位，为各条经脉气血聚会出入、流注的处所。每条经脉的穴位多寡各不相同。俞穴与经络脏腑有密切的关系，当脏腑机能变化时，可通过经脉到俞穴而反映于体表、四肢；同样，外部刺激因素也可通过俞穴、经脉而影响脏腑的功能。

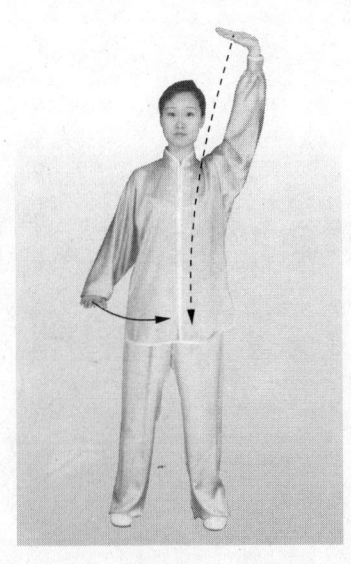 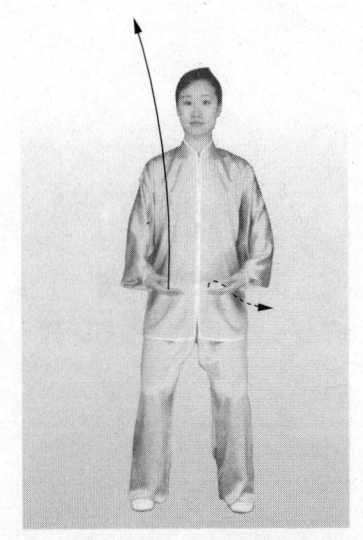

图 23　　　　　　　图 24

左掌上托，左臂外旋上穿经面前，随之臂内旋上举至头左上方，肘关节微屈，力达掌根，掌心向上，掌指向右；同时，右掌微上托，随之臂内旋下按至右髋旁，肘关节微屈，力达掌根，掌心向下，掌指向前，动作略停；目视前方（图23）。

动作二：松腰沉髋，身体重心缓缓下降；两腿膝关节微屈；同时，左臂屈肘外旋，左掌经面前下落于腹前，掌心向上；右臂外旋，右掌向上捧于腹前，两掌指尖相对，相距约10厘米，掌心向上；目视前方（图24）。

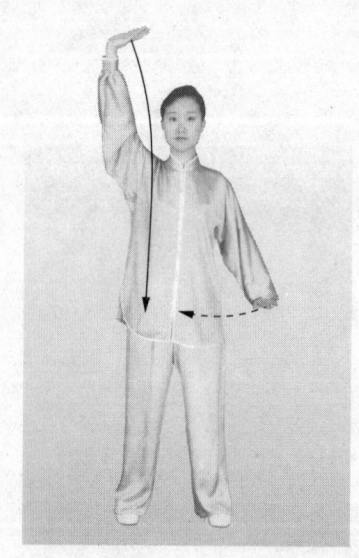 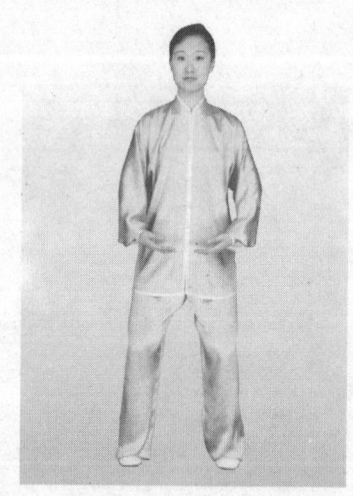

图 25　　　　　图 26

动作三、四：同动作一、二，惟左右相反（图25、图26）。

本式一左一右为一遍，共做三遍。

第三遍最后一动时，两腿膝关节微屈；同时，右臂屈肘，右掌下按于右髋旁，掌心向下，掌指向前；

第四章 『健身气功·八段锦』动作说明

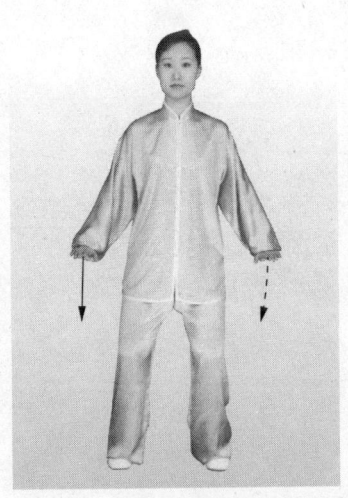

图 27

目视前方（图27）。

动作要点

力在掌根，上撑下按，舒胸展体，拔长腰脊。

易犯错误

掌指方向不正，肘关节没有弯曲度，上体不够舒展。

纠正方法

两掌放平，力在掌根，肘关节稍屈，对拉拔长。

功理与作用

1. 通过左右上肢一松一紧的上下对拉（静力牵张），可以牵拉腹腔，对脾胃中焦肝胆起到按摩作

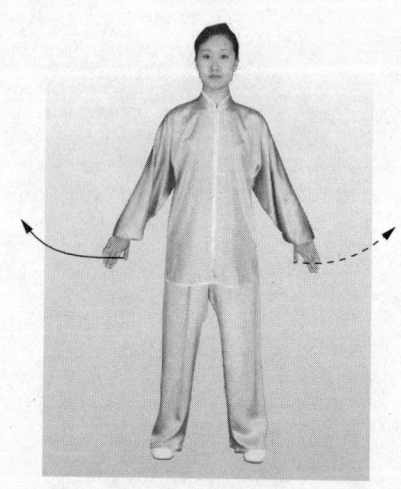

图 28

用;同时可以刺激位于腹、胸胁部的相关经络以及背部俞穴等,达到调理脾胃(肝胆)和脏腑经络的作用。

2. 可使脊柱内各椎骨间的小关节及小肌肉得到锻炼,从而增强脊柱的灵活性与稳定性,有利于预防和治疗肩、颈疾病等。

第四式 五劳七伤往后瞧

动作一:接上式。两腿徐缓挺膝伸直;同时,两臂伸直,掌心向后,指尖向下,目视前方(图28)。

第四章 "健身气功·八段锦"动作说明

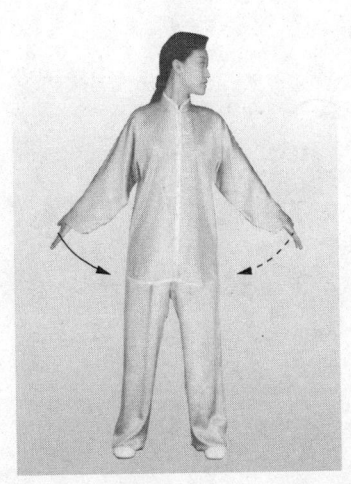
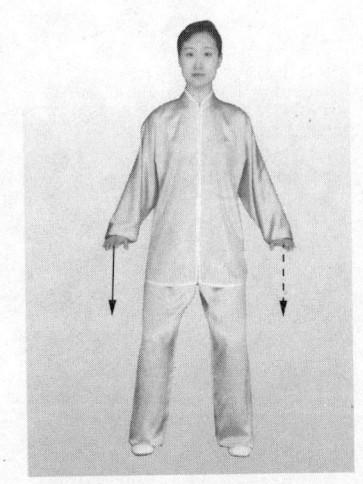

图　29　　　　　　　　图　30

然后上动不停。两臂充分外旋，掌心向外；头向左后转，动作略停；目视左斜后方（图29）。

动作二：松腰沉髋，身体重心缓缓下降；两腿膝关节微屈；同时，两臂内旋按于髋旁，掌心向下，指尖向前；目视前方（图30）。

健身气功·八段锦

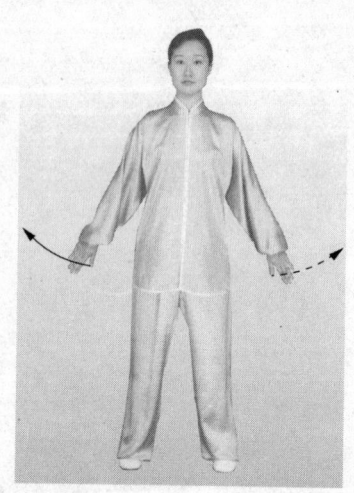

图 31

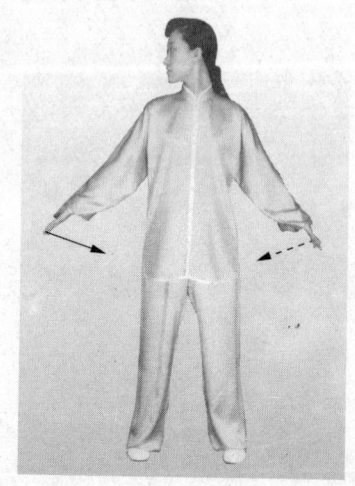

图 32

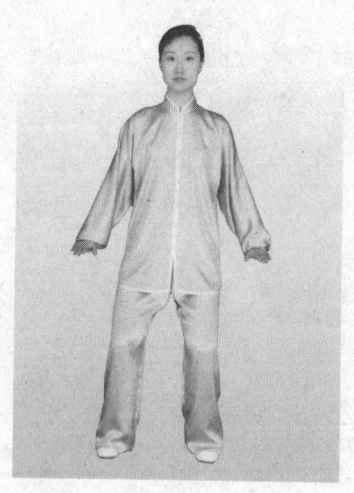

图 33

动作三：同动作一，惟左右相反（图31、图32）。

动作四：同动作二（图33）。

本式一左一右为一遍，共做三遍。

第四章 "健身气功·八段锦"动作说明

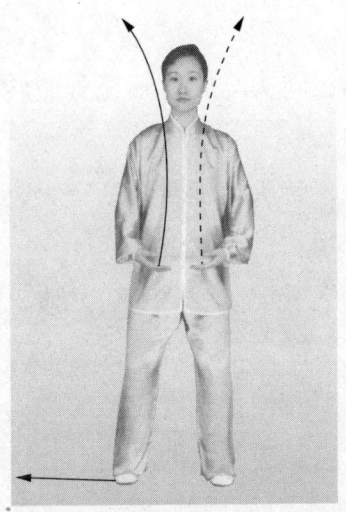

图 34

第三遍最后一动时，两腿膝关节微屈；同时，两掌捧于腹前，指尖相对，掌心向上；目视前方（图34）。

动作要点

1. 头向上顶，肩向下沉。
2. 转头不转体，旋臂，两肩后张。

易犯错误

上体后仰，转头与旋臂不充分或转头速度过快。

纠正方法

下颏内收，转头与旋臂幅度宜大，速度均匀。

功理与作用

1. "五劳"指心、肝、脾、肺、肾五脏劳损；"七伤"指喜、怒、悲、忧、恐、惊、思七情伤害。本式动作通过上肢伸直外旋扭转的静力牵张作用，可以扩张牵拉胸腔、腹腔内的脏腑。

2. 本式动作中往后瞧的转头动作，可刺激颈部大椎穴[1]，达到防治"五劳七伤"的目的。

3. 可增加颈部及肩关节周围参与运动肌群的收缩力，增加颈部运动幅度，活动眼肌，预防眼肌疲劳以及肩、颈与背部等疾患。同时，改善颈部及脑部血液循环，有助于解除中枢神经系统疲劳。

第五式 摇头摆尾去心火

动作一：接上式。身体重心左移；右脚向右开步站立，两腿膝关节自然伸直；同时，两掌上托与

---

[1] 大椎穴：位于背上部，第一胸椎棘突之上与第七颈椎棘突之间的凹陷处。

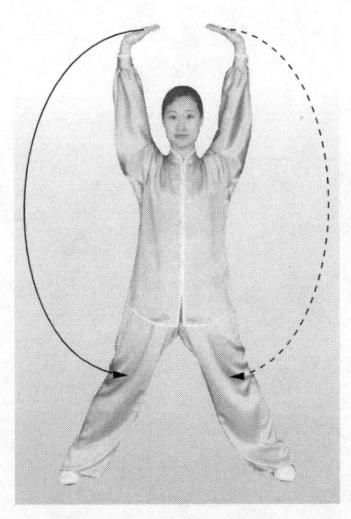 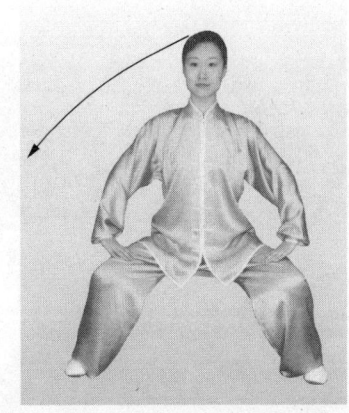

图 35　　　　　图 36

胸同高时,两臂内旋,两掌继续上托至头上方,肘关节微屈,掌心向上,指尖相对;目视前方(图35)。

动作二:上动不停。两腿徐缓屈膝半蹲成马步;同时,两臂向两侧下落,两掌扶于膝关节上方,肘关节微屈,小指侧向前;目视前方(图36)。

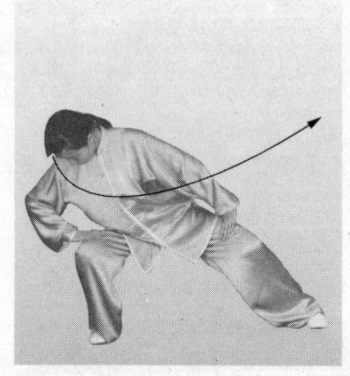 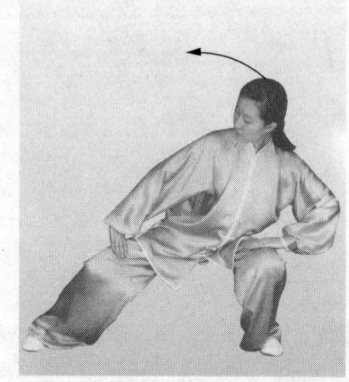

图 37　　　　　　　　图 38

动作三：身体重心向上稍升起，而后右移；上体先向右倾，随之俯身；目视右脚（图37）。

动作四：上动不停。身体重心左移；同时，上体由右向前、向左旋转；目视右脚（图38）。

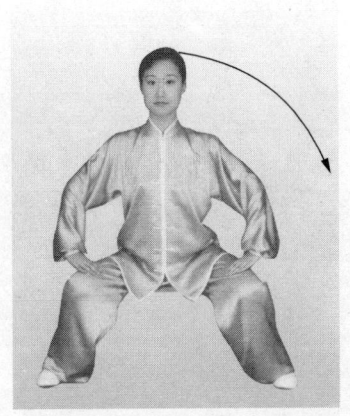

图 39

动作五：身体重心右移，成马步；同时，头向后摇，上体立起，随之下颏微收；目视前方（图39）。

健身气功·八段锦

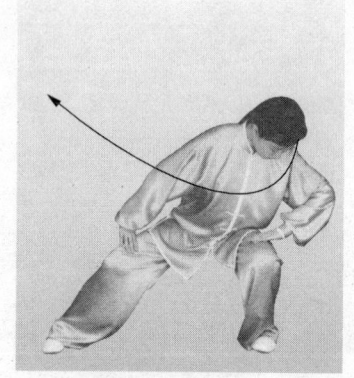

图 40

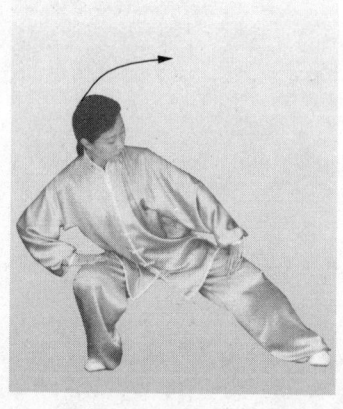

图 41

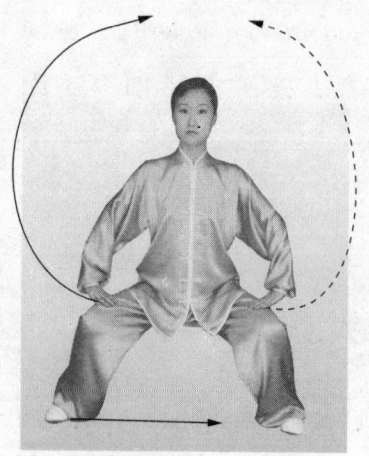

图 42

动作六至动作八： 同动作三至动作五，惟左右相反（图40、图41、图42）。

本式一左一右为一遍，共做三遍。

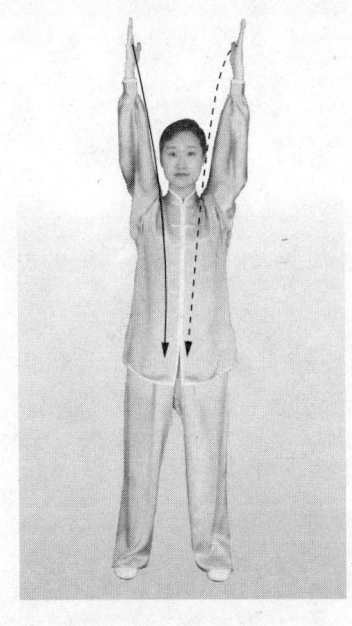 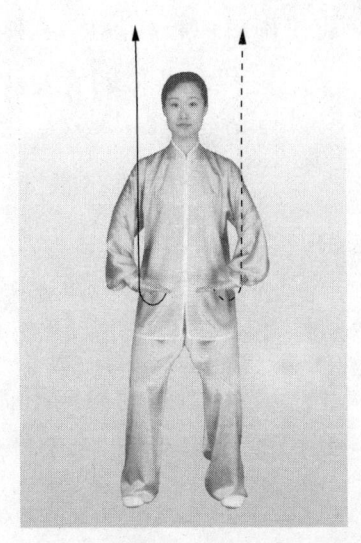

图 43　　　　　　　图 44

做完三遍后，身体重心左移，右脚回收成开步站立，与肩同宽；同时，两掌向外经两侧上举，掌心相对；目视前方（图43）。随后松腰沉髋，身体重心缓缓下降。两腿膝关节微屈；同时屈肘，两掌经面前下按至腹前，掌心向下，指尖相对；目视前方（图44）。

动作要点

1. 马步下蹲要收髋敛臀，上体中正。
2. 摇转时，颈部与尾闾❶对拉伸长，好似两个

---

❶尾闾：在尾骶骨末节。

轴在相对运转，速度应柔和缓慢，动作圆活连贯。

3. 年老或体弱者要注意动作幅度，不可强求。

易犯错误

1. 摇转时颈部僵直，尾闾摇动不圆活，幅度太小。

2. 前倾过大，使整个上身随之摆动。

纠正方法

1. 上体侧倾与向下俯身时，下颏不要有意内收或上仰，颈椎部肌肉尽量放松伸长。

2. 加大尾闾摆动幅度，应上体左倾尾闾右摆，上体前俯尾闾向后划圆，头不低于水平，使尾闾与颈部对拉拔长，加大旋转幅度。

功理与作用

1. 心火，即心热火旺的病症，属阳热内盛的病机。通过两腿下蹲，摆动尾闾，可刺激脊柱、督脉等；通过摇头，可刺激大椎穴，从而达到疏经泄热的作用，有助于去除心火。

2. 在摇头摆尾过程中，脊柱腰段、颈段大幅度侧屈、环转及回旋，可使整个脊柱的头颈段、腰腹及臀、股部肌群参与收缩，既增加了颈、腰、髋的关节灵活性，也增强了这些部位的肌力。

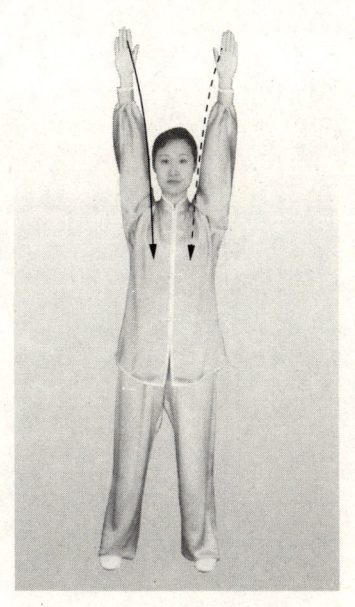 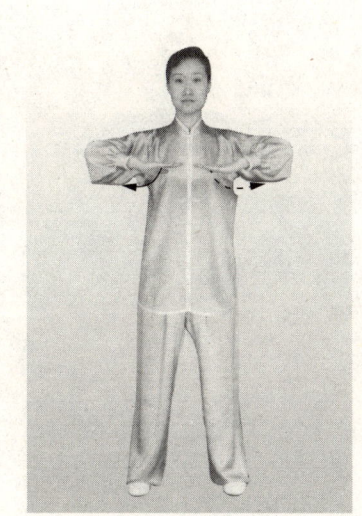

图 45　　　　　　图 46

第六式　两手攀足固肾腰

动作一： 接上式。两腿挺膝伸直站立；同时，两掌指尖向前，两臂向前、向上举起，肘关节伸直，掌心向前；目视前方（图45）。

动作二： 两臂外旋至掌心相对，屈肘，两掌下按于胸前，掌心向下，指尖相对；目视前方（图46）。

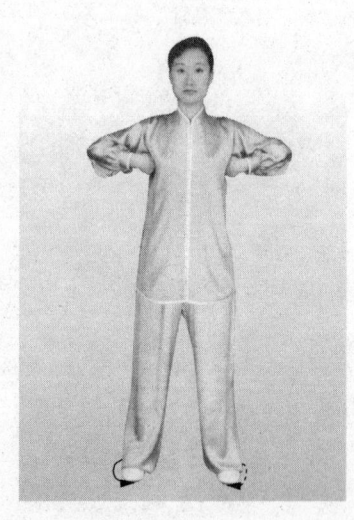 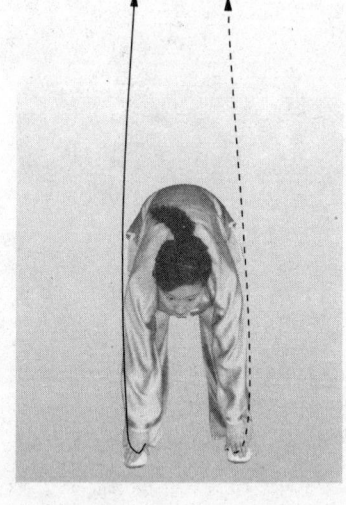

图 47　　　　　　　　图 48

动作三：上动不停。两臂外旋，两掌心向上，随之两掌掌指顺腋下向后插；目视前方（图47）。

动作四：两掌心向内沿脊柱两侧向下摩运至臀部；随之上体前俯，两掌继续沿腿后向下摩运，经脚两侧置于脚面；抬头，动作略停；目视前下方（图48）。

动作五：两掌沿地面前伸，随之用手臂举动上体起立，两臂伸直上举，掌心向前；目视前方（图49）。

第四章 "健身气功·八段锦"动作说明

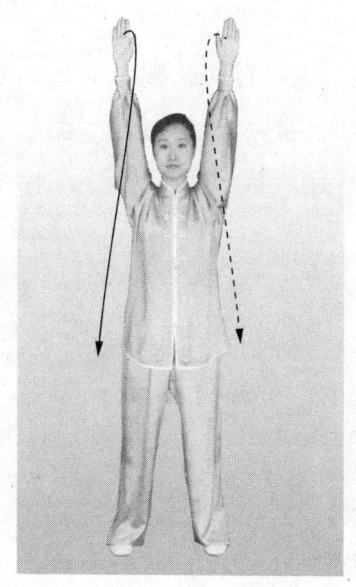
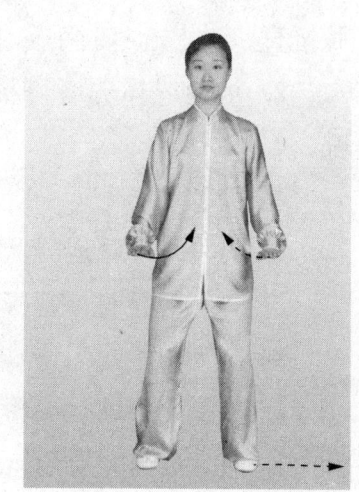

图 49　　　　　　　　图 50

本式一上一下为一遍，共做六遍。

做完六遍后，松腰沉髋，重心缓缓下降；两腿膝关节微屈；同时，两掌向前下按至腹前，掌心向下，指尖向前；目视前方（图50）。

动作要点

1. 反穿摩运要适当用力，至足背时松腰沉肩，两膝挺直，向上起身时手臂主动上举，带动上体立起。

2. 年老或体弱者可根据身体状况自行调整动作幅度，不可强求。

易犯错误

1. 两手向下摩运时低头，膝关节弯曲。

2. 向上起身时，起身在前，举臂在后。

纠正方法

1. 两手向下摩运要抬头，膝关节伸直。

2. 向上起身时要以臂带身。

功理与作用

1. 通过前屈后伸可刺激脊柱、督脉以及命门、阳关❶、委中❷等穴，有助于防治生殖泌尿系统方面的慢性病，达到固肾壮腰的作用。

2. 通过脊柱大幅度前屈后伸，可有效发展躯干前、后伸屈脊柱肌群的力量与伸展性，同时对腰部的肾、肾上腺、输尿管等器官有良好的牵拉、按摩作

---

❶ 阳关：在第十六椎节下间，位于腰部后中正线上，第四与第五腰椎棘突之间的凹陷处。

❷ 委中：在膝关节部后面，横纹之中点处。

第四章

"健身气功·八段锦"动作说明

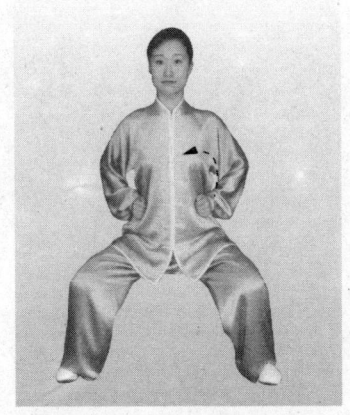 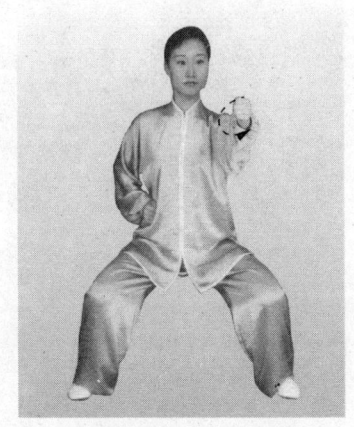

图 51　　　　　　　图 52

用，可以改善其功能，刺激其活动。

第七式 攒拳怒目增气力

接上式。身体重心右移，左脚向左开步；两腿徐缓屈膝半蹲成马步；同时，两掌握固，抱于腰侧，拳眼朝上；目视前方（图51）。

动作一：左拳缓慢用力向前冲出，与肩同高，拳眼朝上；瞪目，视左拳冲出方向（图52）。

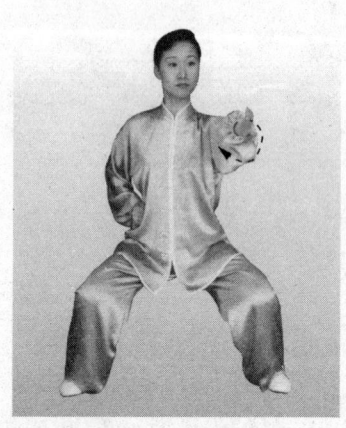 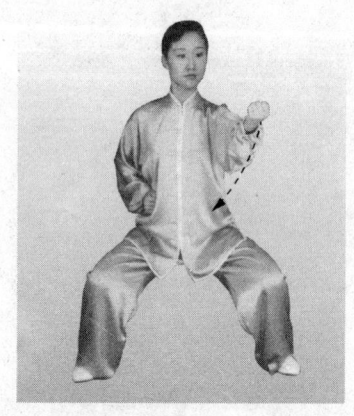

图 53　　　　　图 54

动作二：左臂内旋，左拳变掌，虎口朝下；目视左掌（图53）。左臂外旋，肘关节微屈；同时，左掌向左缠绕，变掌心向上后握固；目视左拳（图54）。

动作三：屈肘，回收左拳至腰侧，拳眼朝上；目视前方（图55）。

动作四至动作六：同动作一至动作三，惟左右

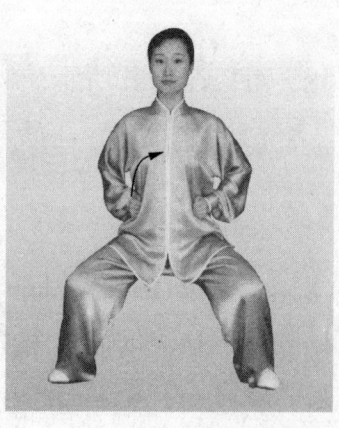

图 55

第四章 "健身气功·八段锦"动作说明

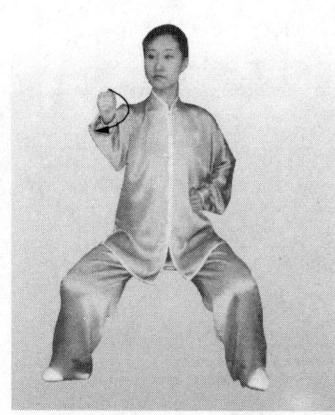

图 56

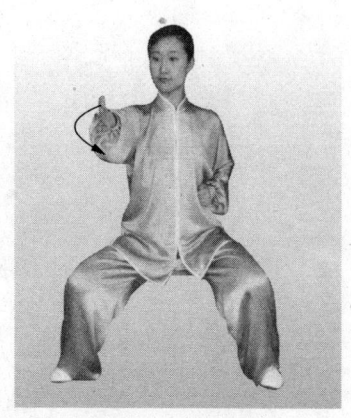

图 57

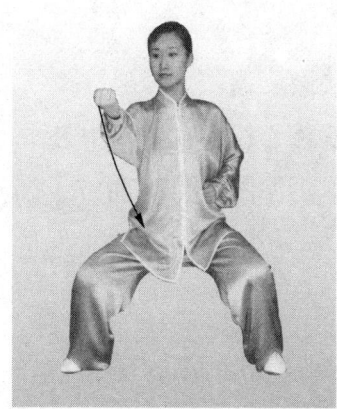

图 58

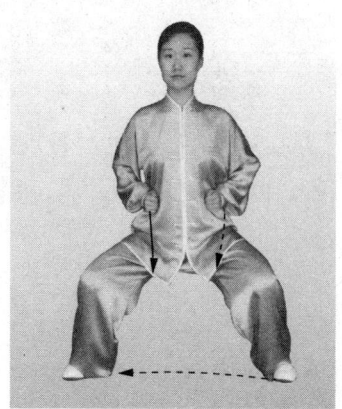

图 59

相反（图56、图57、图58、图59）。

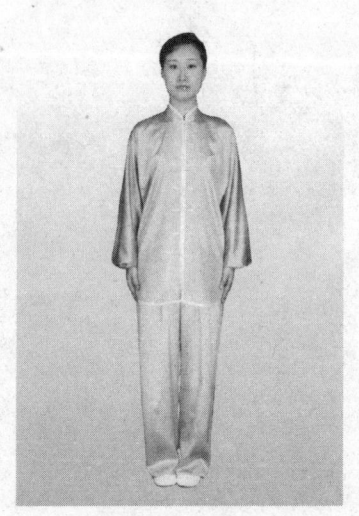

图 60

本式一左一右为一遍,共做三遍。

做完三遍后,身体重心右移,左脚回收成并步站立;同时,两拳变掌,自然垂于体侧;目视前方(图60)。

动作要点

1. 马步的高低可根据自己的腿部力量灵活掌握。

2. 冲拳时要怒目瞪眼，注视冲出之拳，同时脚趾抓地，拧腰顺肩，力达拳面；拳回收时要旋腕，五指用力抓握。

易犯错误

1. 冲拳时上体前俯，端肩，掀肘。

2. 拳回收时旋腕不明显，抓握无力。

纠正方法

1. 冲拳时头向上顶，上体立直，肩部松沉，肘关节微屈，前臂贴肋前送，力达拳面。

2. 拳回收时，先五指伸直充分旋腕，再屈指用力抓握。

功理与作用

1. 中医认为，"肝主筋，开窍于目"。本式中的"怒目瞪眼"可刺激肝经，使肝血充盈，肝气疏泄，有强健筋骨的作用。

2. 两腿下蹲十趾抓地、双手攒拳、旋腕、手指逐节强力抓握等动作，可刺激手、足三阴三阳十二经脉的俞穴和督脉等；同时，使全身肌肉、筋脉受到静力牵张刺激，长期锻炼可使全身筋肉结实，气力增加。

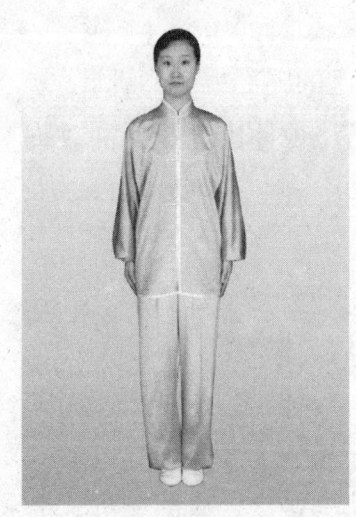 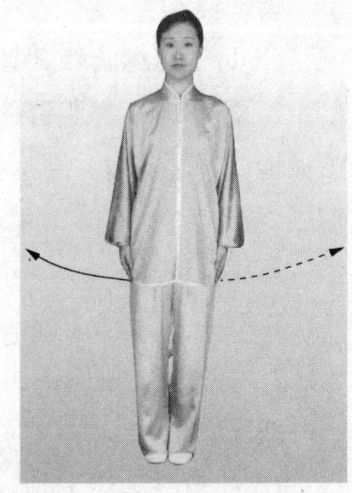

图 61　　　　　　图 62

第八式　背后七颠百病消

动作一：接上式。两脚跟提起；头上顶，动作略停；目视前方（图61）。

动作二：两脚跟下落，轻震地面；目视前方（图62）。

本式一起一落为一遍，共做七遍。

动作要点

1. 上提时脚趾要抓地，脚跟尽力抬起，两腿并拢，百会穴❶上顶，略有停顿，要掌握好平衡。

2. 脚跟下落时，咬牙，轻震地面，动作不要过急。

3. 沉肩舒臂，周身放松。

易犯错误

上提时，端肩，身体重心不稳。

纠正方法

五趾抓住地面，两腿并拢，提肛收腹，肩向下沉，百会穴上顶。

功理与作用

1. 脚趾为足三阴、足三阳经交会之处，脚十趾抓地，可刺激足部有关经脉，调节相应脏腑的功能；同时，颠足可刺激脊柱与督脉，使全身脏腑经络气血通畅，阴阳平衡。

2. 颠足而立可发展小腿后部肌群力量，拉长足底肌肉、韧带，提高人体的平衡能力。

3. 落地震动可轻度刺激下肢及脊柱各关节内外结构，并使全身肌肉得到放松复位，有助于解除肌肉紧张。

---

❶ 百会穴：在前顶后一寸五分,顶中央旋毛中。简易取穴法:两耳尖连线与头部正中线之交点处。

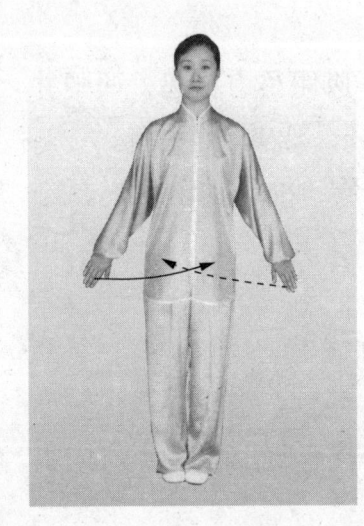 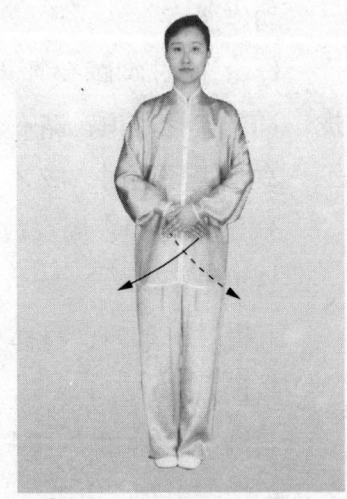

图 63　　　　　　　　图 64

收势

动作一：接上式。两臂内旋，向两侧摆起，与髋同高，掌心向后；目视前方（图63）。

动作二：两臂屈肘，两掌相叠置于丹田处（男性左手在内，女性右手在内）；目视前方（图64）。

动作三：两臂自然下落，两掌轻贴于腿外侧；目

第四章 "健身气功·八段锦"动作说明

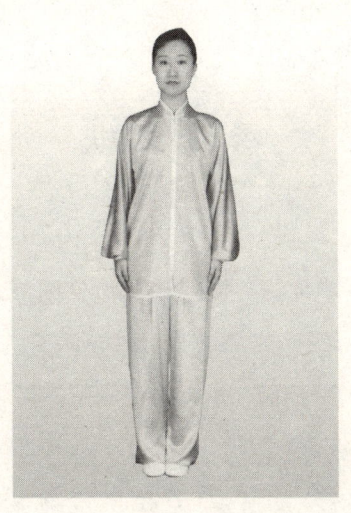

图 65

视前方（图65）。

动作要点
体态安详，周身放松，呼吸自然，气沉丹田。

易犯错误
收功随意，动作结束后或心浮气躁，或急于走动。

纠正方法
收功时要心平气和，举止稳重。收功后可适当做一些整理活动，如搓手浴面和肢体放松等。

功理与作用
气息归元，放松肢体肌肉，愉悦心情，进一步巩固练功效果，逐渐恢复到练功前安静时的状态。

参考文献

1. 南宋·曾慥.道枢·众妙篇.见国家图书馆馆藏本
2. 南宋·晁公武.郡斋读书志.见国家图书馆馆藏本
3. 南宋·陈元靓.事林广记·修真秘旨.见国家图书馆馆藏本
4. 宋·洪迈.夷坚志.见国家图书馆馆藏本
5. 道藏·灵剑子导引子午记.见国家图书馆馆藏本
6. 明·冷谦.修龄要旨.见国家图书馆馆藏本
7. 明·高濂.八段锦.见国家图书馆馆藏本
8. 清·慈山居士.老老恒言.见国家图书馆馆藏本
9. 清·山阴娄杰.八段锦坐立功图诀.见国家图书馆馆藏本
10. 新出保身图说·八段锦.见国家图书馆馆藏本
11. 马王堆汉墓帛书导引图.文物出版社
12. 清·梁世昌.易筋经图说.见国家图书馆馆藏本
13. 释达摩祖师.易筋经.见国家图书馆馆藏本
14. 马凤阁、卓大宏.中国古代健身法八段锦.人民体育出版社，1957

15. 本书编写组.八段锦.人民体育出版社，1957

16. 唐豪、王怀琪等.八段锦.人民体育出版社，1958

17. 三浦英夫.八段锦.日本太极拳协会出版

18. 顾留馨.太极拳术.上海教育出版社，1982

19. 曹希亮.中医健身术.陕西科学技术出版社，1983

20. 马济人.中国气功学.陕西科学技术出版社，1983

21. 邓铁涛、白家桢、曾一玲.八段锦与健康.广东科技出版社，1985

22. 周稔丰.气功导引养生.天津大学出版社，1988

23. 山东高校《传统体育保健》编写组.传统体育保健.石油大学出版社，1988

24. 李鸿文.八段锦.吉林科学技术出版社，1989

25. 丁瑞生、陈爱玲.中国传统健身法.科学技术文献出版社重庆分社出版，1989

26. 荣亮、王令娴.吐纳导引.武汉出版社，1989

27. 胡春申.中国气功学.四川大学出版社，1989

28. 阎海、马凤阁.中国传统健身术.人民体育出版社，1990

29. 藏单飞.千家气功精粹.奥林匹克出版社，1990

30. 薛立功等.中国医学气功.黑龙江科学出版社，1990

31. 陶弘景等.养生导引秘籍.中国人民大学出版社，1990

32. 杨柏龙.八段锦.全日本太极拳协会出版

33. 王敬、程东旗、邱金麟著.中国古代秘传气功.北京科学技术出版社，1991

34. 张广德.导引养生功养生卷.山东文艺出版社，1991

35. 余功保.中国古代养生术百种.北京体育学院出版社，1991

36. 徐平.气功学.科学出版社，1992

37. 沈寿.导引养生图.人民体育出版社，1992

38. 罗时金.气功自学要领.东南大学出版社，1993

39. 钱云.体育气功学.北京体育学院出版社，1993

40. 刘吉.养生大典.湖南文艺出版社，1993

41. 黄政德.古代实用养生方法荟萃.湖南文艺出版社，1993

42. 林国明.中华医学气功.高等教育出版社，1993
43. 张广德.自律调节养生书.河北人民出版社，1994
44. 郝勤.导引养生.巴蜀书社，1995
45. 张志华、章和、夏丰嘉.天然养生术.上海远东出版社，1995
46. 罗禅、廖常.古今实用养生法.四川人民出版社，1995
47. 曲元.实用养生法.甘肃人民出版社，1995
48. 吴志超.导引养生史论稿.北京体育大学出版社，1995
49. 周稔丰.八段锦大法.天津大学出版社，1996
50. 朱鹏飞等.中国气功大全.天津人民出版社，1996
51. 陈盛甫.陈盛甫养生功.人民体育出版社，1996
52. 张岫峰.中国传统养生学.新华出版社，1996
53. 傅静义.气功教程.新疆人民出版社，1998
54. 窦永起、杜金行、李诚奎.实用传统养生法.人民军医出版社，1998
55. 汪茂和等.历代养生养性论选译.中国青年出

版社，1998

56. 施仁潮.中华气功导引养生宝典.上海科学技术文献出版社，1998

57. 陈楠.中华养生全书.九洲图书出版社，1999

58. 丁继华等.中国传统养生珍典.人民体育出版社，1999

59. 方春阳等.中国气功大全.吉林科学出版社，1999

60. 刘天君.中医气功学.人民卫生出版社，1999

61. 虞定海.中国传统保健体育与养生.上海科学技术出版社，2001

附录 穴位示意图

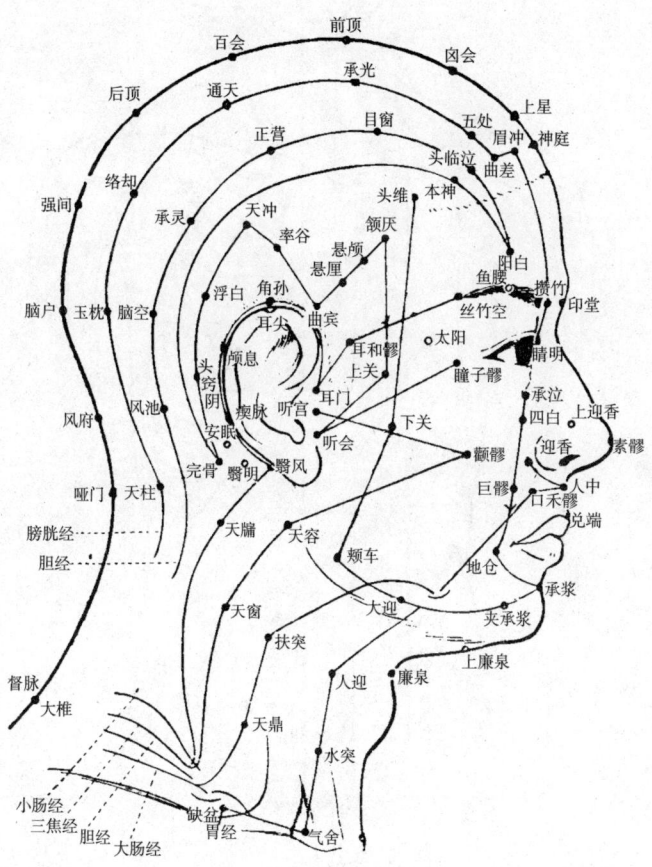

头面颈部穴示意图

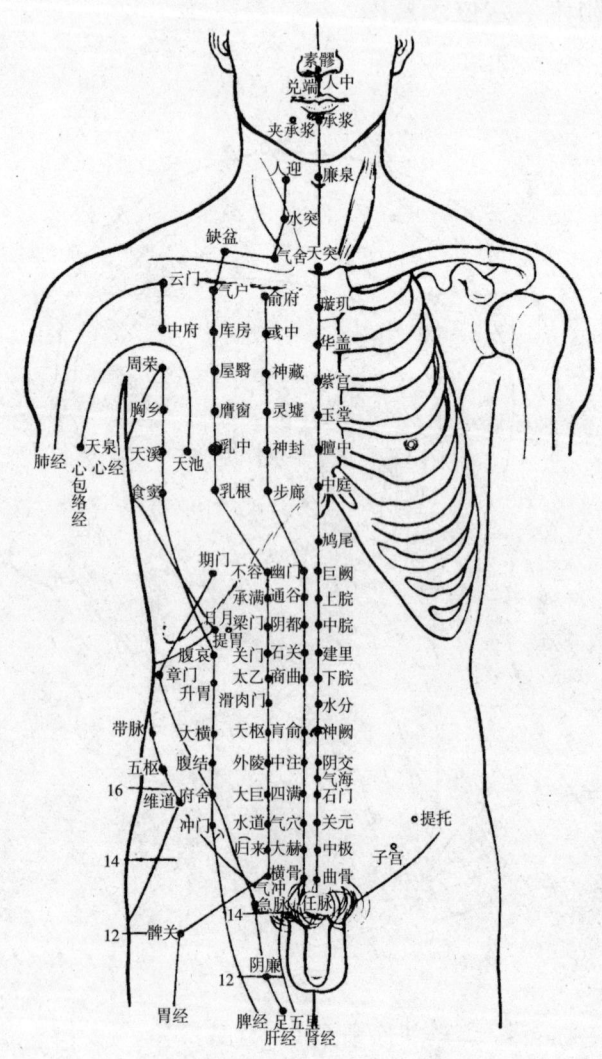

胸腹部穴（正面）示意图

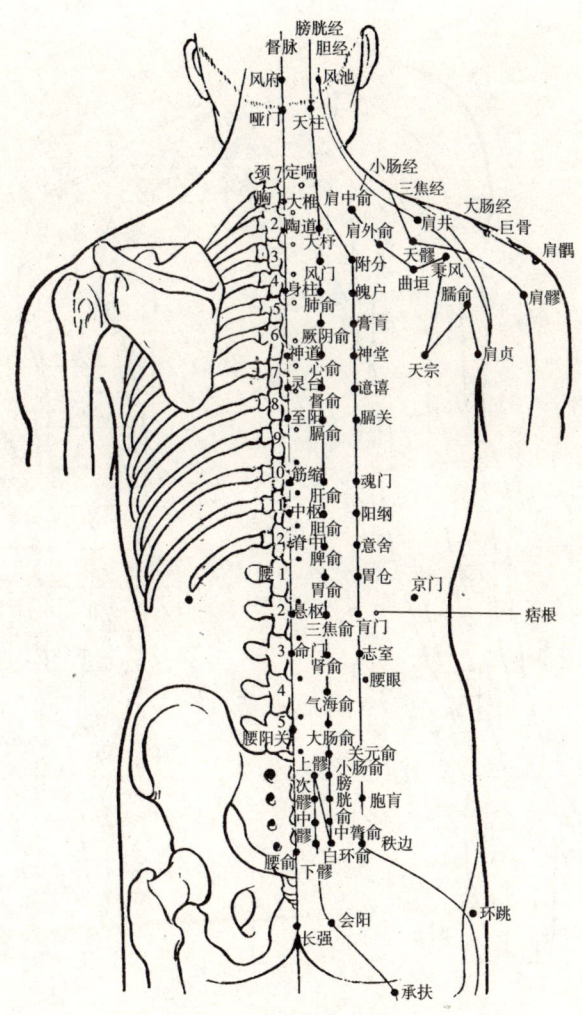

肩背腰骶部穴示意图

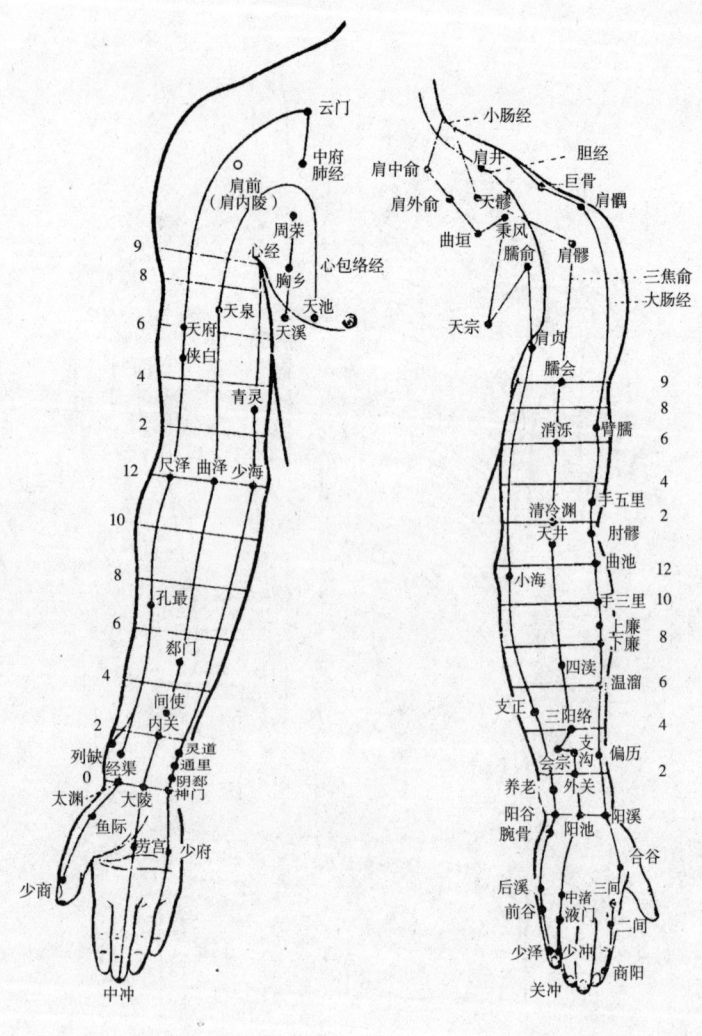

上肢掌侧面穴示意图　　上肢背侧面穴示意图

附录

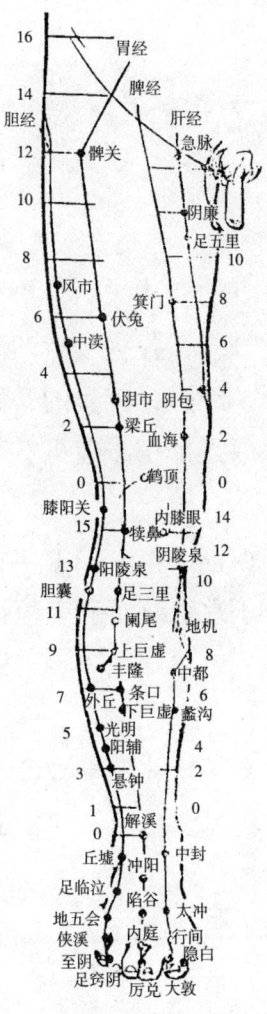
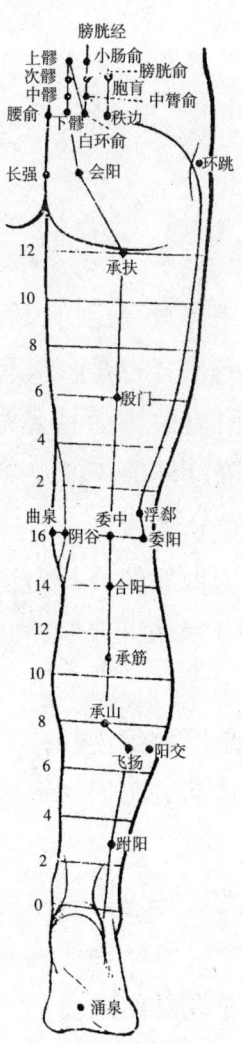

下肢前外侧面穴及
内侧面穴示意图

下肢后面穴示意图

73

后　记

　　由体育部门组织编创健身气功新功法，是历史上的第一次，也是一次有益的尝试。在各级领导的高度重视和有关方面的大力支持下，经过一年多的辛勤努力，新功法终于编创完成，并取得了初步成果，受到广大群众的欢迎。

　　为做好健身气功新功法的编创工作，国家体育总局健身气功管理中心专门成立了总课题组和专家评审组。

总课题组组长：

周荔裳（国家体育总局健身气功管理中心
　　　　特约研究员、人民体育出版社编审）

黄　伟（国家体育总局健身气功管理中心
　　　　活动培训部主任）

总课题组成员：

石爱桥（武汉体育学院副教授）

邱丕相（上海体育学院教授）

蔡　俊（中国中医研究院西苑医院气功按摩科主任）
杨柏龙（北京体育大学副教授）
李兴东（国家体育总局健身气功管理中心副研究员）
王　毅（国家体育总局健身气功管理中心干部）
王春云（国家体育总局健身气功管理中心干部）

专家评审组组长：

冯理达（原海军总医院副院长、主任医师）

专家评审组副组长：

陶祖莱（中国科学院力学所研究员）

邱玉才（原国家体委群体司司长）

专家评审组成员（按姓氏笔画为序）：

王安利（北京体育大学运动医学教研室主任、教授）

王极盛（中国科学院心理研究所研究员）

吕光荣（云南中医学院副院长、教授）

刘天君（北京中医药大学教授）

刘俊骧（中国艺术研究院研究员）

汤慈美（中国科学院心理研究所研究员）

孙福立（中国中医研究院西苑医院研究员）

吴立民（中国佛教文化研究所所长、研究员）

邱丕相（上海体育学院教授）

邱宜钧（武汉体育学院教授）

宋天彬（北京中医药大学教授）

陈星桥（中国佛教协会《法音》杂志编辑）

胡孚琛（中国社会科学院哲学所研究员）

柳若松（西安体育学院教务处主任兼科研处处长）

顾平旦（中国艺术研究院研究员）

郭善儒（原天津理工学院副院长、教授）

总课题组和专家评审组成员来自多个学科，在不同领域里都具有较高的造诣和威望。更难能可贵的是，他们对健身气功事业抱有深厚的感情，对健身气功有着独到的见解。在编创工作中，他们始终热情高涨，积极参与，坦诚以待，为新功法的编创作出了不可磨灭的贡献。在此，向他们表示崇高的敬意和诚挚的感谢。

北京体育大学承担了编创"健身气功·八段锦"的任务。课题组负责人为杨柏龙、王安利。课题组成员有：胡扬、张缨、刘玉萍、曾云贵、黄铁军、张禹、周小青、黄涛。本课题在编创和试验中得到了黑龙江省体育总会、黑龙江省体育科研所、哈尔滨市体育总会、北京体育大学，以及我国著名武术教授和学术造诣高深的气功专家的热情帮助和大力支持。在此，表示衷心的感谢。

由于时间仓促，条件所限，本书还有一些不尽如人意之处，欢迎大家批评指正，以便进一步修改完善，使其更好地为群众强身健体服务。

编　者
2003年3月

图书在版编目(CIP)数据

健身气功・八段锦 / 国家体育总局健身气功管理中心编 . —北京：人民体育出版社，2003（2019.11.重印）
（健身气功新功法丛书）
ISBN 978-7-5009-2433-3

Ⅰ.健… Ⅱ.国… Ⅲ.①气功-健身运动 ②八段锦
Ⅳ.R214

中国版本图书馆 CIP 数据核字（2003）第 024420 号

*

人民体育出版社出版发行
三河兴达印务有限公司印刷
新 华 书 店 经 销

*

850×1168 32 开本 3 印张 42 千字
2003 年 7 月第 1 版 2019 年 11 月第 15 次印刷
印数：189,141—192,140 册

*

ISBN 978-7-5009-2433-3
定价：20.00 元

社址：北京市东城区体育馆路 8 号（天坛公园东门）
电话：67151482（发行部） 邮编：100061
传真：67151483 邮购：67118491
网址：http://www.sportspublish.cn
（购买本社图书，如遇有缺损页可与邮购部联系）